DIETA CETOGÊNICA

Um guia completo para usar a dieta cetônica para energia sustentada, maior clareza mental e melhor saúde geral

(Um guia completo para perder peso com a dieta cetogênica)

Ernesto Parreira

I0146656

ÍNDICE

Capítulo 1: Reconsidere Sua Vida Noturna 1

Capítulo 2: Principais Vantagens Da Dieta Cetogênica 4

Panqueca De Abrobrinha 18

Muffins De Mousse De Chocolate Sem Gluten 20

Corrida Super Rápida 23

Arroz De Couve-Flor 25

Almoços Com Alecrim 27

Keto Mac & Cheese 29

Bolos De Carne Orientais 36

Pão Curado De Abobrinha E Cenoura 38

Ervas E Frittata Suíça 41

Muffins De Sementes De Papoula E Amêndoas De . 44

Café Da Manhã Keto Hash 46

Panquecas Ceto 48

Omelete Com Ervas E Salmão Fumado 50

Cultivador De Pimenta Mais Bem Avaliado 52

Ensopado De Frango Verde 54

Sopa Cremosa De Aipo 56

Cabobs De Frango E Bife 58

Ensopado De Carne Com Laranja E Canela 60

Smoothie De Ovo Café Da Manhã 63

Sopa De Batata Com Alho-Poró.......................................64

São Produzidas Seis Porções De Bombinhas De Frango Com Bacon...70

Bombas De Manteiga De Avelã Ceto 73

Capítulo 1: Reconsidere Sua Vida Noturna

A maioria de nós costuma encontrar nossos amigos com frequência em restaurantes, bares ou outros estabelecimentos relacionados à alimentação.

Você termina o trabalho durante a semana e alguém te chama para sair, mas você não atende. Eu mesmo fiz isso devido ao meu compromisso com minha dieta.

Como você está nesta jornada para se adaptar, é importante deixar todos os seus familiares e amigos saberem como podem fazer a sua parte para ajudá-lo a ter sucesso.

Você não precisa pendurar suas luvas para seus amigos, pois há muitas maneiras de socializar sem ir a "lugares de comida", como por exemplo:

1.   Ir ao cinema local, mas certifique-se de comprar seu ingresso online e quando chegar lá, basta contornar a barraca de comida.

2.   Assistir esportes com seus companheiros, mas não em casa. Ir ao estádio onde o esporte está sendo praticado.

3.   Vá para o exterior como acampar, caminhar longas distâncias ou até mesmo passear. Não só é um bom

exercício, mas ajuda a entrar em cetose muito mais rápido.

4.   Junte-se a um clube como leitura de livros, jogos ou um grupo de conscientização sobre a natureza local..., existem grupos como esse um pouco por todas as cidades do Brasil e do mundo. Se você for sincero com seus amigos e familiares sobre seu desejo de perder peso, eles entenderão, reconhecerão os benefícios e estarão dispostos a acompanhá-lo em sua jornada!

Capítulo 2: Principais Vantagens Da Dieta Cetogênica

Perda de peso

Dos muitos benefícios de uma dieta cetogênica, a perda de peso é muitas vezes considerada a número 2 , pois muitas vezes pode ser substancial e acontecer rapidamente (especialmente para aqueles que começam com muito sobrepeso ou obesos). O estudo de 202 6 publicado no British Journal of Nutrition descobriu que aqueles que seguem uma dieta cetogênica "obtiveram um melhor controle de peso corporal e fatores de risco cardiovascular a longo prazo quando comparados com indivíduos atribuídos a uma dieta convencional com baixo teor de gordura (ou seja , uma dieta restrita em energia com menos de 6 0 por cento da energia da gordura)."

Uma das estratégias mais estudadas nos últimos anos para perda de peso é a dieta cetogênica. Muitos estudos têm demonstrado que esse tipo de abordagem nutricional tem uma base fisiológica e bioquímica sólida e é capaz de induzir a perda de peso efetiva, juntamente com a melhora de vários parâmetros de risco cardiovascular.

Em parte, a perda de peso cetônica é real porque os efeitos hormonais das dietas com alto teor de gordura e baixo teor de carboidratos podem ajudar a reduzir a fome e aumentar a perda de peso. Conforme descrito anteriormente, quando consumimos poucos alimentos contendo carboidratos, produzimos menos insulina. Com níveis mais baixos de insulina, o corpo é incapaz de armazenar o excesso de energia como gordura para uso posterior e, em vez disso, é capaz de extrair energia dos estoques de gordura existentes.

As dietas cetogênicas são ricas em gorduras saudáveis e proteínas também tendem a ser muito saciantes, o que pode ajudar a reduzir o excesso de calorias vazias, doces e junk food. (8) Para a maioria das pessoas que seguem uma dieta saudável com pouco carboidrato, é fácil consumir uma quantidade adequada de calorias, mas não muitas, já que coisas como bebidas açucaradas, biscoitos, pão, cereais, sorvetes ou outras sobremesas e lanchonetes são Fora dos limites.

Muitas vezes causado pela remoção de linfonodos ou danos devido ao tratamento do câncer, o linfedema ocorre porque há um bloqueio no sistema linfático e resulta no inchaço na perna ou no braço. Um estudo de 202 7 envolveu pacientes que sofriam de obesidade e linfedema e que iniciaram uma dieta cetogênica de 2 8 semanas. O peso e o volume do membro foram significativamente reduzidos. (10)

A pcos é o distúrbio endócrino mais prevalente entre as mulheres em idade reprodutiva. Incluídos entre os sintomas estão obesidade, hiperinsulinemia e resistência à insulina. Em um estudo piloto, 2 2 mulheres seguiram uma dieta cetogênica com baixo teor de carboidratos por 28 semanas. Em média, os cinco participantes que completaram o estudo perderam 2 2%

do peso corporal e reduziram a insulina em jejum em 10 8 %. Além disso, duas mulheres com histórico de infertilidade engravidaram.

capítulo 3: A seguir estão algumas desvantagens de uma dieta rica em proteínas:

Ganho de peso

Dietas ricas em proteínas podem facilitar a perda de peso, embora os efeitos possam ser temporários. Enquanto um excesso de aminoácidos é normalmente eliminado, um excesso de proteína é normalmente armazenado como gordura. Com o tempo, isso pode levar ao ganho de peso, especialmente se você tentar aumentar a ingestão de proteínas enquanto consome um grande número de calorias.

Constipação

Dietas ricas em proteínas com baixa ingestão de carboidratos geralmente são pobres em fibras . A ingestão de fibras e água pode ser aumentada para ajudar a prevenir a constipação. Monitorar seus movimentos intestinais pode ser benéfico.

Desidratação

Através do consumo de líquidos e água, seu corpo elimina nitrogênio extra. Apesar do fato de que você pode não sentir muita sede como resultado, isso pode causar desidratação. Ao beber mais água, especialmente se você for ativo, você pode reduzir esse risco ou consequência. Beber muita água ao longo do dia é sempre vital, independentemente da quantidade de proteína que você consome.

Diarréia

A diarreia pode ser causada pela ingestão excessiva de laticínios ou alimentos processados e pela falta de fibras . Isso é especialmente verdadeiro se você consumir fontes de proteína, como carne frita, peixe e aves, ou tiver intolerância à lactose. Substitua-o por proteínas saudáveis para o coração. Beba muita água, abstenha-se de cafeína, limite a ingestão de frituras e excesso de gordura e aumente a ingestão de fibras para prevenir a diarreia .

Risco de doença cardíaca

Consumir quantidades excessivas de carne vermelha e laticínios integrais como parte de uma dieta rica em proteínas pode levar a doenças cardíacas. Isso pode ser devido a uma maior ingestão de gordura saturada e colesterol. O N-óxido de trimetilamina (TMAO), uma molécula produzida no intestino que tem sido associada a doenças cardiovasculares, pode aumentar com o consumo prolongado de carne vermelha. Reduzir ou eliminar a carne vermelha também demonstrou reverter os efeitos.

Restritivo

Dietas ricas em proteínas, como ceto, Atkins e Dukan, podem ser muito restritivas. Dietas restritivas podem prejudicar nossa saúde física e mental. Dietas restritivas podem afetar nossa relação com a comida e dificultar ainda mais a perda de peso.

Em conclusão, uma dieta restritiva rica em proteínas pode não ser uma solução para perda de peso ou qualquer outro problema de saúde. No final das contas, a melhor maneira de perder peso é manter uma dieta com déficit calórico que ainda inclua todos os nutrientes de que nosso corpo precisa para funcionar adequadamente.

capítulo 4: A dieta cetogênica é durável?

A notícia é favorável. Experimente a dieta cetogênica se estiver cansado de passar de uma dieta para outra sem resultados sustentados. No entanto, existe uma maneira adequada de fazer isso. Muitas pessoas pulam com os dois pés e acabam repetindo erros relacionados à dieta.

Essa estrutura permitirá que você transforme a dieta cetogênica de mais uma dieta que você pode adotar para um estilo de vida real que você pode manter a longo prazo. Lembre-se, o nome do jogo é sustentabilidade.

capítulo 5: Pratique Yoga três vezes por semana.

Com razão, a ioga é praticada há milhares de anos.

Três vezes por semana de ioga pode aumentar a flexibilidade, aliviar dores nas articulações e músculos e reduzir os efeitos do estresse.

É essencial empregar a técnica adequada ao praticar ioga para evitar lesões ou outras complicações. No entanto, quando praticado corretamente, pode melhorar sua saúde aos trancos e barrancos.

estratégia de ação

A ioga é uma prática maravilhosa, mas é importante fazê-la corretamente: — Encontre um instrutor qualificado para ajudá-lo a aprender ioga.

— Ao participar de sua primeira sessão, use roupas confortáveis que permitam o alongamento.

-- Fique dentro dos seus limites; se algo dói, abstenha-se de fazê-lo.

— Consuma grandes quantidades de água, pois a ioga pode desidratar o corpo.

-- Não tenha medo de fazer perguntas se não tiver certeza sobre um movimento.

Ao aderir a essas etapas, você terá uma experiência segura e saudável e terá mais chances de continuar.

Panqueca De Abrobrinha

Ingredientes:

pitada de flocos de pimenta

Sal e pimenta moída na hora – apenas uma pitada

4 colheres de sopa de farinha de amêndoa

2 abobrinha grande ralada finamente

3 colheres de sopa de queijo parmesão ralado

2 ovo batido

Instruções:

1. Coloque as abobrinhas raladas em um pano de prato limpo para retirar o excesso de líquido.

2. Coloque em uma tigela e acrescente os demais ingredientes; mexa bem para combinar.
3. Aqueça um pouco de óleo na frigideira e adicione 2 colher de sopa da mistura de abobrinha por bolinho.
4. Cozinhe os bolinhos aos poucos, por 1-5 minutos de cada lado ou até dourar.
5. Sirva imediatamente com o molho de sua preferência.

Muffins De Mousse De Chocolate Sem Gluten

Em geral, os bolos são grandes e até mesmo os comedores saudáveis mais autodisciplinados podem ser tentados por sua presença em casa. Se você tem doença celíaca ou está seguindo uma dieta sem glúten por outro motivo, pode ser difícil encontrar um bolo que você goste. Este bolo de caneca vai resolver todos os seus problemas.

Este bolo é totalmente sem glúten e serve uma pessoa, pelo que não terá de se preocupar com o que fazer com as sobras. Além disso, o chocolate amargo contém fibras, ferro, zinco, fósforo, magnésio e cobre, de acordo com a Cleveland Clinic, tornando-o a maneira ideal de complementar sua dieta. para consumir o almoço.

Serve 2 porção

Ingredientes

2 colher de sopa de xarope de bordo puro

2 colher de chá de óleo de canola

2 colher de chá de extrato de baunilha puro

6 colheres de farinha de amêndoa

4 colheres de cacau em pó

2 ovo médio

Instruções

1. Coloque todos os ingredientes em uma caneca própria para micro-ondas.
2. Bata até que apenas combinado.
3. Limpe qualquer excesso da parte superior da caneca.
4. Leve ao micro-ondas em potência alta até que o bolo esteja cozido, cerca de 1 a 5 minutos, tomando cuidado para não cozinhar demais.
5. Deixe o bolo esfriar por alguns minutos antes de saborear.

Corrida Super Rápida

INGREDIENTES

- 1 xícara de espinafre

- 4 fatias de presunto

- 2 colher de sopa

de óleo de coco ou ghee

- Sal e pimenta a gosto

- 6 ovos batidos

- 8 cogumelos baby bella

- 1 xícara de sino vermelho

pimentão

1

INSTRUÇÕES

1. Pique os legumes e o presunto.
2. Coloque 1 1 colher de sopa de manteiga em uma frigideira e derreta. Refogue o
3. legumes e presunto.

4. Coloque os ovos batidos em uma frigideira separada com os outros 1 1
5. colher de manteiga.
6. Cozinhe em fogo médio e continue mexcndo para
7. evitar o cozimento excessivo.
8. Quando os ovos estiverem cozidos, tempere-os com sal e pimenta a gosto.
9. Por último, junte os legumes salteados e o presunto com os ovos e misture.
10. Sirva imediatamente.

Arroz De Couve-Flor

Ingredientes:

sal, pimenta e alho a gosto

1. 2 cabeça de couve-flor, cortada em floretes
2. Processo:
3. Coloque os floretes de couve-flor em um processador de alimentos e bata até obter
4. a textura e a consistência do arroz.
5. Encha uma panela com 1/2 xícara de água e aqueça em fogo médio-alto. colocar couve flor
6. arroz em uma cesta fumegante e coloque em cima da panela.
7. Cubra com uma tampa. permitir
8. vapor por cerca de 15 a 20 minutos.
9. Adicione sal, pimenta e alho a gosto. Servir.

Almoços Com Alecrim

2 colher de sopa de molho Worcestershire

4 colheres de sopa de alecrim bem picado

1-5colheres de sopa de hortelã ou manjericão, finamente picado

Sal e pimenta-do-reino

2 cebola média picada

1500 (2 lb 2 0oz) de carne moída

4 dentes de alho amassados

2 ovo levemente batido

4 colheres de sopa de molho de ameixa chinesa

1. Misture todos os ingredientes e modele almôndegas do tamanho de uma noz.
2. Cozinhe as almôndegas, algumas de cada vez, em uma panela em fogo médio por cerca de cinco minutos até que fiquem douradas de todos os lados.
3. Deixe a gordura escorrer para papel de cozinha.

Keto Mac & Cheese

Ingredientes

Macarrão e Queijo

- Manteiga, para a assadeira

torresmo de porco, triturado

1/2 xícara de parmesão fresco ralado

2 Colher de Sopa. azeite extra virgem

4 colheres de sopa. salsa fresca picada, para guarnecer

- 4 cabeças médias de couve-flor cortadas em floretes

- 4 colheres de sopa. azeite extra virgem

- sal Kosher

- 2 xícara de creme de leite

- 12 onças. requeijão, cortado em cubos

- 8 xícaras de cheddar ralado

- 4 xícaras de mussarela ralada

30

- Preto recém moído

Cobertura de pimenta

instruções

1. Pré-aqueça o forno a 350 graus Fahrenheit.

2. Unte com manteiga uma assadeira de 9 por 1/2 polegadas. Deixou de lado.

3. Adicione a couve-flor e duas colheres de óleo a uma tigela grande e misture.

4. Tempere com sal.

5. Espalhe a couve-flor em duas assadeiras grandes. Asse por cerca de 70 a 80 minutos, ou até ficar macio e levemente dourado.

6. Enquanto a couve-flor vai assando, faça o creme.

7. Aqueça o creme em uma panela grande em fogo médio.

8. Deixe ferver e, em seguida, diminua o fogo para baixo.

9. Adicione os queijos e mexa até derreter. Retire do fogo.

   a. Adicione o molho picante e tempere com sal e pimenta.

10. Dobre a couve-flor assada.

11. Mova a mistura para a assadeira preparada.

12.   Misture as torresmos, o parmesão
      e o óleo em uma tigela média.
      Polvilhe sobre a couve-flor e o queijo.

2 2 Asse por cerca de 2 10 minutos, ou
até dourar.

2 6 Você pode levar o forno para grelhar
por cerca de 2 minutos depois.

2 8 Decore com salsa.

2 10 Sirva e coma.

Bolos De Carne Orientais

1 1 colher de chá. sal

Pitada de pimenta preta

4 dentes de alho picados Para o molho:

1 xícara de molho de soja

4 colheres de sopa. vinagre de vinho de arroz

2 colher de sopa. gengibre fresco, ralado

2 colher de sopa. cebola verde,

picado

2   dente de alho picado 4 gotas de extrato líquido de estévia

INSTRUÇÕES:

Pré-aqueça o forno a 450 °F

Prepare uma assadeira com borda

Coloque todos os ingredientes para as almôndegas em uma tigela e misture bem.

levemente com as mãos.

Molde a carne em pequenas bolas com cerca de 1-5 cm de diâmetro.

Coloque na assadeira e leve ao forno por cerca de 15 a 20 minutos até

marrom, mas não seco. Certifique-se de que eles estão cozidos!

Em seguida, coloque todos os ingredientes do molho em uma tigela pequena e misture bem

juntos.

Coloque cada almôndega em um palito e sirva em um prato ao redor do

molho.

Pão Curado De Abobrinha E Cenoura

3 xícaras de farinha de amêndoa peneirada

6 colheres de bordo puro

3 colheres de chá de bicarbonato de sódio

xarope

1 colher de chá de sal

2 colher de sopa de coco derretido

1 1 colher de chá de terra

óleo, mais extra para untar o pão

panelas de canela

1 colher de chá de noz-moscada moída

2 xícara de abobrinha ralada,

1 colher de chá de gengibre moído

espremido

6 ovos grandes

2 xícara de cenoura ralada bem fininha

Farinha de amêndoa para polvilhar pão

panelas

1. Pré-aqueça o forno a 350 graus F.
2. Em uma tigela pequena, misture os ingredientes secos.
3. Em uma tigela grande, misture os ovos, o xarope de bordo e o óleo de coco
4. por cerca de 5-10 minutos.
5. Bata a abobrinha e a cenoura nos ingredientes úmidos até ficarem bem
6. misturado.
7. Adicione os ingredientes secos aos molhados e mexa até
8. combinado.
9. Unte levemente duas formas de mini pão de 1 1 3 polegadas e polvilhe com o
10.   farinha de amêndoa.

11. Coloque a massa uniformemente nas formas de pão e asse o pão por 60 a 70

12. minutos, até que uma faca inserida no centro saia limpa.

13. Deixe os pães esfriarem por 15 a 20 minutos.

14. Em seguida, vire-os em uma gradinha

15. até estar pronto para servir.

Ervas E Frittata Suíça

- 4 colheres de chá de salsa fresca picada

- 4 colheres de chá frescas picadas

Manjerona

- 2 colher de chá de manjericão fresco picado

• 1 xícara de queijo suíço com baixo teor de gordura ralado

• 4 colheres de chá de azeite

• 16 ovos grandes batidos

• 1 1 colher de chá de sal

• 1 1 colher de chá de preto moído na hora

pimenta

1 queijo

1. Pré-aqueça o forno a 350 graus F.
2. Aqueça o azeite em uma frigideira grande refratária em fogo alto.
3. Despeje os ovos,
4. distribuindo-os uniformemente pela frigideira.
5. Tempere com sal e pimenta.
6. Retire a frigideira do fogo e polvilhe a salsinha, a manjerona e o manjericão
7. uniformemente por cima dos ovos. Cubra com o queijo suíço.

8. Coloque a frigideira no meio do forno e asse por 35 a 40 minutos, ou

9. até que um palito inserido no centro saia limpo.

10.   Para servir, corte em quatro fatias e sirva quente.

Muffins De Sementes De Papoula E

Amêndoas De

Ingredientes:

4 colheres de sopa de sementes de papoila

6 ovos

1/2 xícara de óleo de coco

1/2 xícara de ricota

2 colher de fermento em pó

1/2 xícara de Truvia

2 xícara de farinha de amêndoa

2 colher de chá de extrato de limão

1/2 xícara de creme de leite pesado

8 pacotes de limão verdadeiro

Instruções:

1. Adicione todos os ingredientes na tigela grande e bata até ficar fofo.
2. Pulverize a bandeja de muffins com spray de cozinha.
3. Despeje a massa na bandeja de muffins preparada.
4. Asse a 350 minutos.
5. Sirva e aproveite.

Café Da Manhã Keto Hash

INGREDIENTES:

2 colher de sopa de salsa ou cebolinha picada ¼ colher de chá de sal

2 ovo grande, caipira ou orgânico em cima 1 abacate

2 abobrinha média (6,9 onças)

4 fatias de bacon

1 1 cebola branca pequena ou 2 dente de alho

2 colher de sopa de ghee ou óleo de coco

1

INSTRUÇÕES:

1. Pique finamente a cebola (ou alho) e corte o bacon.
2. Cozinhe a cebola em fogo médio e adicione o bacon, cozinhe até ficar levemente
3. dourar.
4. Enquanto isso, corte a abobrinha em pedaços médios.
5. Adicione a abobrinha à panela e cozinhe por 25 a 30 minutos.
6. Retire e adicione salsa picada.

Panquecas Ceto

Ingredientes:

- 1 xícara simples iogurte grego
- 6   colheres de sopa. manteiga derretida
- 2 colher de chá. Extrato de limão
- 3 xícara de farinha de amêndoa
- 4 colheres de sopa. mel traço de sal 2 colher de chá. fermento em pó
- 2 colher de chá. canela
- 12 ovos batidos

Instruções:

1. Misture a farinha, o fermento e a canela em uma tigela.

2. Combine os ovos, mel, iogurte, extrato de limão e manteiga em outra tigela.

3. Mexa lentamente a mistura de ovos na mistura de farinha.

4. Use duas colheres de sopa de massa e coloque em uma chapa quente.

5. Cozinhe por 5-10 minutos, depois vire e cozinhe por mais 1-5 minutos.

6. Continue até que toda a massa tenha sido usada.

Omelete Com Ervas E Salmão Fumado

Ingredientes:

2 colher de sopa. Manteiga

4 colheres de sopa. cebola picada

8 fatias de tomate muito finas

4 salmão defumado cortado

2 colher de chá. alcaparras

4 colheres de sopa. manteiga

4 ovos batidos

2 colher de chá. estragão

2 colher de chá. tomilho Sal e pimenta a gosto

Instruções:

1. Bata os ovos e adicione o estragão, tomilho, sal e pimenta.
2. Derreta a manteiga em uma frigideira e adicione os ovos batidos e as cebolas picadas.
3. Cozinhe por 5-10 minutos, até que os ovos comecem a endurecer.
4. Transfira a omelete para um prato e cubra com as fatias de tomate e salmão.

Cultivador De Pimenta Mais Bem Avaliado

realmente aumentar o seu metabolismo.

- 1 quilo de pepino
- 1 libra de rúcula
- 1 1 pimenta jalapeño
- 1 1 libra de pimentão verde

1 1

1. Processe o jalapeño e o pimentão em um espremedor, depois o pepino e a rúcula.
2. Mexa bem para combinar.
3. Se estiver usando um liquidificador, basta adicionar todos os ingredientes e fazer um purê
4. até ficar homogêneo.

Ensopado De Frango Verde

Serve 6-8

Ingredientes Alergias: SF, GF, DF, EF, NF

• 1 colher de chá. sal

• 1/2 colher de chá. Pimenta preta da terra

• 1 colher de chá. alho picado

• 8 quilos de pedaços de frango desossado e sem pele

• 1-5 xícaras de floretes de brócolis

• 2 xícara de talos de aipo picados

• 2 xícara de alho-poró fatiado

• 4 colheres de sopa. óleo de coco

• 1-5 xícaras de ervilhas verdes

• 4 xícaras de caldo de galinha

Instruções

1. Cozinhe o alho-poró em óleo de coco em fogo médio até ficarem macios
2. .
3. Adicione todos os outros ingredientes e mexa.
4. Cubra e cozinhe em fogo baixo
5. aquecer por 2 hora.
6. Misture a farinha de amêndoa com um pouco de água fria, adicione ao
7. refogue e cozinhe por mais um minuto.

Sopa Cremosa De Aipo

Ingredientes:

2 colher dc chá de azeite

2 xícara de leite de coco

2 cebola, fatiada

1 colher de chá de pimenta preta

2 colher de sal

12 talos grandes de aipo picados

2 c. de sopa de sumo de lima

2 colher de chá de endro seco

4 xícaras de água

Instruções:

1. Aqueça o azeite em uma panela em fogo médio.

2. Adicione a cebola e refogue por 5-10 minutos.
3. Adicione o aipo e cozinhe por 5-10 minutos.
4. Adicione água e sal e cozinhe por 60 minutos em fogo médio.
5. Usando o liquidificador bata a sopa até ficar homogêneo.
6. Novamente cozinhe por 10 minutos.

Cabobs De Frango E Bife

Ingredientes

2 xícara de cogumelos frescos

1 xícara de mel

2 /8 xícara de molho teriyaki

1 colher de chá de alho em pó

2 colher de chá de gengibre em pó

Espetos

1 libra de lombo de vaca, cortado em pedaços de 2 polegada

1/2   libras de peito de frango desossado e sem pele, em cubos

2   pimentão vermelho, cortado em pedaços pequenos

2 cebola roxa, cortada em rodelas pequenas

PREPARAÇÃO

1. Misture gengibre moído, alho em pó, mel e teriyaki
2. molho em uma tigela grande. Adicione a carne, o frango, o pimentão,
3. cebola e cogumelos na mesma tigela, cubra com
4. filme plástico e leve à geladeira por pelo menos 2 hora.
5. Prepare a grelha.
6. Coloque a carne e os legumes nos espetos e, em seguida, grelhe levemente com óleo
7. grato. Grelhe os kebobs por 15 a 20 minutos, ou até que a carne esteja
8. cozidos e os legumes macios.

Ensopado De Carne Com Laranja E Canela

Ingredientes

1/2   colher de chá. tomilho fresco

1/2   colher de chá. Alho picado

1 colher de chá. canela moída

1 colher de chá. Molho de soja

1 colher de chá. Molho de peixe

1/2   colher de chá. Alecrim

1/2   colher de chá. Sábio

2 folha de louro

1/2   libra de carne

1/2   xícara de caldo de carne

2 Colher de Sopa. Óleo de côco

1/2   Cebola Média

Raspa de 1/2 de Laranja

Suco de 1/2 de Laranja

Instruções

1. Corte seus vegetais em cubos, corte sua carne em cubos de aproximadamente 2 '. e
2. Raspe uma laranja inteira.
3. Aqueça o óleo de coco em uma frigideira de ferro fundido, esperando que chegue ao ponto
4. ponto de fumaça.
5. Adicione a carne temperada à frigideira em lotes.
6. Não encha demais a frigideira.
7. Doure a carne e retire da frigideira
8. ferro e, em seguida, adicione mais carne para dourar.
9. Quando a carne terminar de dourar, remova o último lote e adicione

10.   seus legumes.

11.   Deixe cozinhar por 1-5 minutos.

12.   Adicione o suco de laranja para retirar o glacê da panela e, em seguida, adicione todos os outros

13.   ingredientes, exceto alecrim, sálvia e tomilho.

14.   Deixe cozinhar um pouco e depois transfira todos os ingredientes para o seu

15.   panela de barro.

16.   Deixe cozinhar por 1-5 horas em fogo alto.

17.   Abra a panela de barro e adicione o restante dos temperos. Deixe isso cozinhar

Smoothie De Ovo Café Da Manhã

1 xícara de Kefir de Leite Integral Orgânico Lifeway, simples

8 colheres de sopa. sementes de chia 2 oz. pó seco substituto de ovo

1 xícara de leite de coco, sem açúcar

Tudo que você faz:

1. Adicione todos os ingredientes no liquidificador e bata até ficar homogêneo.

Sopa De Batata Com Alho-Poró

Ingredientes

2 colher de chá Splenda

Pimenta preta moída na hora a gosto

2 colher de chá de curry em pó, ou a gosto

2 xícara de leite com baixo teor de gordura 2 %

2 1 xícara meio a meio

1 maço de salsa fresca picada

4 fatias de bacon, cortado em cubos e fervido em 1/2 xícara de água

4 colheres de sopa de manteiga ou margarina

8 alhos-porós, somente a parte branca, em fatias finas

2 grande Vidalia ou outra cebola doce branca

4 colheres de sopa de farinha de batata

4 batatas Idaho ou Yukon Gold grandes, descascadas e cortadas em cubos

6 xícaras de caldo de galinha

2 colher de chá de sal, ou a gosto

1. Derreta a manteiga em uma panela grande de fundo grosso em fogo médio.
2. Adicione o alho-poró e a cebola. Cozinhe e mexa por 5-10 minutos.

3. Misture a farinha para misturar bem com a manteiga.
4. Adicione as batatas, caldo, sal e Splenda.
5. Reduza o fogo e tampe a panela.
6. Cozinhe em fogo bem baixo até que as batatas estejam macias.

7. Adicione o leite e o creme de leite e mexa para misturar.

8. Mantenha aquecido em fogo baixo até
9. pronto para servir, adicione pimenta-do-reino e curry a gosto e decore
10. com salsa e bacon.

Bolo de carne de peru recheado com bacon e cogumelos

INGREDIENTES

6 dentes de alho picados descascados

1 xícara de cogumelos picados

4 colheres de sopa de molho inglês ou 4 colheres de sopa de molho amino de coco

6 fatias de bacon cru

8 fatias de queijo suíço

1000g de peru moído ou carne moída

¼ xícara de purê de tomate ou molho de tomate

2 ovo grande batido

2 1 colher de sopa de farinha de linhaça dourada ou ¼ xícara de farinha de amêndoa em vez disso

¼ colher de chá de sal marinho

1 colher de chá de pimenta preta

4 colheres de manteiga

¼ xícara de cebola picada

INSTRUÇÕES

1. Pré-aqueça o forno a 350 ° F / 200° C e unte ou unte uma forma de pão de tamanho padrão.
2. Em uma frigideira de tamanho médio em fogo médio-alto, derreta 4 colheres de sopa de manteiga.
3. Adicione a cebola, o alho e os cogumelos.
4. Mexa de vez em quando e aqueça por 5-10 minutos.
5. Desligue o fogo e adicione 4 colheres de sopa de molho inglês.
6. Misture, retire do fogão e deixe esfriar.

7. Em uma tigela grande, misture: peru moído, molho de tomate, ovo, colher de sopa de farinha de linhaça ou amêndoa, sal marinho e pimenta preta.

8. Combine completamente.

9. Adicione a mistura de alho e cogumelos à mistura de bolo de carne.

10. Mexa e misture bem.

11. Adicione metade da mistura de bolo de carne à panela e espalhe no fundo da panela com um raspador de borracha ou as costas de uma colher.

12. Coloque 5-10 fatias de bacon cru em cima da camada de bolo de carne.

13. Coloque fatias de queijo opcionais em cima do bacon.

14. Adicione a outra metade da mistura de bolo de carne à camada superior de bacon e queijo e espalhe pela forma para cobrir a última camada.

15.   Leve ao forno por 120 minutos.

16.   Pode demorar um pouco mais ou menos, dependendo do seu forno.

17.   Retire do forno, e sirva.

São Produzidas Seis Porções De Bombinhas De Frango Com Bacon.

1 xícara de ricota integral

Sal e pimenta a gosto

20 fatias de bacon

4 libras (cerca de 6) peitos de frango desossados e sem pele

20 onças de espinafre congelado

8 onças de cream cheese, amolecido

A EXECUÇÃO

1. Descongele o espinafre e esprema o máximo de água possível. Pré-aqueça o forno a 350 ° F.
2. Misture o espinafre com o cream cheese e a ricota integral.
3. Tempere com sal e pimenta a gosto.
4. Corte os peitos de frango ao meio conforme mostrado.
5. Você quer que eles ainda sejam grossos o suficiente para cortar bolsas.
6. Corte cuidadosamente bolsos em uma das pontas de cada pedaço de frango.
7. Se você acidentalmente cortar todo o caminho, um pouco do recheio pode espremer, mas não é grande coisa.
8. Bacon pode consertar tudo.
9. Recheie os bolsos com o recheio de queijo.
10. Enrole firmemente duas fatias de bacon em cada pedaço de frango.

11. Tente vedar a extremidade aberta e quaisquer orifícios onde o enchimento possa vazar.

12. No entanto, não embrulhe tão apertado que o frango se dobre sobre si mesmo ou você pode ter dificuldade em cozinhá-lo.

13. Sele o frango envolto em bacon em uma frigideira quente.

14. Você não precisa dourar todos os lados por igual porque eles serão finalizados no forno.

15. Coloque os pedaços de frango em um prato próprio para ir ao forno enquanto termina os outros.

16. Asse por 350 minutos até que o bacon esteja bem crocante e o frango esteja totalmente cozido.

17. O frango está pronto quando atinge 200 °F.

Bombas De Manteiga De Avelã Ceto

Ingredientes

- 1/2 xícara de manteiga de cacau
- 4 colheres de sopa de cacau em pó, sem açúcar

- 2 colheres de sopa de adoçante Stevia
- Nozes trituradas
-
- 1 xícara de avelãs, picadas

- 2 xícara de chantilly

Preparação

Em uma tigela, derreta a manteiga de cacau em temperatura ambiente.

Quando estiver pronto, adicione o cacau em pó, Stevia em pó e misture bem até

ingredientes são bem misturados. Adicione as avelãs picadas e mexa bem.

Por fim, acrescente o creme de leite e misture bem.

Despeje a mistura de avelã em formas quadradas e deixe esfriar.

Leve à geladeira por 1-2 horas.

 Vestido com nozes trituradas, se assim o desejar

Servir